LETTRE

D'UN

ÉTUDIANT EN MÉDECINE

« Il y a lâcheté ou mauvaise honte à taire les vérités qui condamnent la perversité humaine, sous prétexte qu'elles seront bafouées comme des nouveautés absurdes ou des chimères impraticables. »

(THOMAS MORUS).

« Que m'importe que le préjugé crie quand j'ai pour moi la raison. »

VOLTAIRE à D'ALEMBERT,
12 juillet 1762.

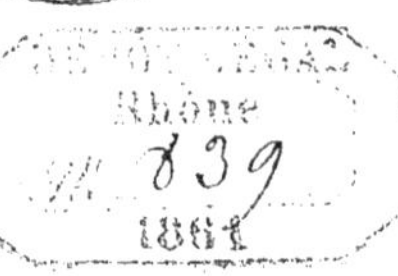

LYON
IMPRIMERIE DE REY ET SÉZANNE
Rue Saint-Côme, 2

1861

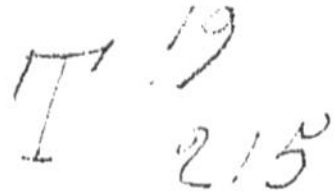

A Monsieur le Professeur V......

L...., le 17 juin 1860.

MONSIEUR,

Depuis le jour où j'ai eu le plaisir de vous entendre prononcer votre discours d'ouverture, j'aurais voulu saisir une occasion pour vous faire part de l'heureuse impression qu'il a produite en moi, surtout dans sa première partie; mais je n'osais, car il est bien difficile, à la simple lecture d'une question aussi importante, de pouvoir porter une juste appréciation. Vous avez eu, heureusement, la bonne idée de le faire imprimer, et j'ai pu, ces jours-ci, me contenter en ayant sous les yeux ce discours qui me donne le regret de n'avoir pu assister à celui que vous avez prononcé l'année dernière.

Tout homme qui aura tant soit peu réfléchi, et qui ne sera l'esclave d'aucune idée préconçue, ne pourra faire partie de l'école vitaliste; car celle-ci est tout-à-fait contraire au progrès. En effet, et comme vous le dites très-bien, le vitaliste, en admettant un principe animateur, est bien moins porté à étudier notre organisation que celui qui cherche, dans les organes mêmes, le phénomène de la vie. Aussi, il est incontestable que nos plus célèbres praticiens appartiennent à l'école organicienne. Qui oserait nier la supériorité de l'école de Paris sur celle de Montpellier?

Notre trop regrettable physiologiste Bérard a bien eu raison de dire : « Il y a des choses bien dures à croire dans l'hypothèse que la vie est un principe et que c'est elle qui crée les organes à l'aide desquels elle se réalise pour ainsi dire. Ainsi, dans une graine qui sera restée cinquante ans sans germer, et qui germera au bout de ce temps, le principe vital était donc là, sommeillant pendant cette longue période, au bout de laquelle la chaleur et l'humidité du sol l'auraient éveillé. . .

. . . .

« Si la vie n'est qu'un résultat, si elle consiste en une collection de phénomènes dans les êtres organisés, si enfin elle est un produit de l'organisation, on conçoit la possibilité que cette vie, que cet ensemble de phénomènes se suspendent pendant un temps plus ou moins long, pour reprendre ensuite leur cours régulier, si l'organisation n'a pas éprouvé d'atteintes profondes pendant le temps de cette suspension. Ces singuliers états de l'organisme s'expliquent mieux dans la doctrine que nous professons que dans celle où l'on personnifie le principe de la vie. Soit un individu plongé dans l'état de mort apparente dans l'asphyxie : la mort réelle doit succéder à la mort apparente, s'il n'est secouru; mais il est bien difficile de dire à quel moment aura lieu ce passage.

« La transition doit être brusque aux yeux de ceux pour qui la vie est un principe et non un résultat. Ce principe une fois échappé du corps, toute médication auprès de l'asphyxié serait vaine, et ce serait tenter d'obtenir sa résurrection. Opinion décourageante, sorte de fatalisme qui ne peut que nuire à la pratique. Quant à moi, j'aimerais mieux dire que cet asphyxié n'est, à proprement parler, ni mort ni vivant. Ces résultats que l'organisme produisait avant l'asphyxie, les mouvements, la respiration, l'action nerveuse, la circulation, il a cessé momentanément de les produire; mais ni les solides ni les liquides du corps ne sont assez profondément altérés, les premiers dans leur texture, les seconds dans leur composition, pour que cette machine ne puisse entrer de nouveau en mouvement, si l'on change la condition de quelques-uns de ces rouages, du rouage pulmonaire, par exemple, à l'aide d'une insufflation artificielle. »

Il cite encore la célèbre expérience faite par Spallanzani sur le rotifère et le vibrion du fromage qui, ayant été desséchés, ressuscitent avec un peu d'eau.

Ne voyons-nous pas aujourd'hui les savants se préoccuper de la longue existence de certains animaux (batraciens) enfermés hermétiquement dans une cavité? Mais n'anticipons pas sur ces recherches beaucoup trop récentes et dont les résultats seront, je crois, fort douteux.

Illiger définit la vie : « L'activité de la matière selon les lois de l'organisation. » Et H. Martin de Rennes, la vie : « C'est l'organisation en action. » Tous nos physiologistes sérieux et indépendants ont fait partie de l'école organicienne, et, ce qui doit nous étonner, c'est qu'il y ait encore, surtout en France, des médecins vitalistes. Une pareille dénomination conviendrait tout au plus à quelques médecins de sacristie.

Peut-on, sans matière, concevoir d'attraction? De même,

sans organes, la vie peut-elle être compréhensible ? Rien peut-il produire quelque chose ? Qui ne connaît cet axiome :

Ex nihilo nihil, in nihilum nil posse reverti.

Il est vraiment curieux de voir combien l'homme aime à se laisser aller et dominer par son imagination.

Il lui répugne de voir les choses telles qu'elles sont ; alors surgissent d'innombrables discussions pour expliquer la vie, l'âme, les destinées de l'homme, etc., etc.

Quant à Dieu, on en fait un être à part, tout-à-fait en dehors de la nature et, malgré cela, infini !

On se garderait bien d'expliquer la force universelle, l'âme du monde, comme étant le résultat de la matière. Et cependant, comme nous l'avons dit tout à l'heure, peut-on concevoir la force sans matière (1) ?

« L'Univers, a dit Pascal, est une sphère immense dont le centre est partout et la circonférence nulle part. »

Si donc la matière est infinie, pourquoi la force attractive qui en est le résultat ne le serait-elle pas aussi ?

---

(1) « Il suffisait aux anciens de jeter les yeux sur tous les phénomènes de la nature, pour découvrir, dans la substance des corps, la force de se mouvoir elle-même. En effet, ou cette substance se meut elle-même, ou lorsqu'elle est en mouvement, c'est une autre substance qui le lui communique. Mais voit-on dans cette substance autre chose qu'elle-même en action ; et si quelquefois elle paraît recevoir un mouvement qu'elle n'a pas, le reçoit-elle de quelqu'autre cause que ce même genre de substance dont les parties agissent les unes sur les autres ? »

(La Mettrie).

NOTA. — Les renvois de cette Lettre n'existaient pas primitivement. L'auteur les ignorait.

Et, d'un autre côté, peut-on assigner un commencement et une fin à quelque chose qui n'a pas de bornes, qui est infini (1)?

A quoi pensent donc ceux qui admettent un Dieu infini en dehors de l'Univers? Ne se trouvent-ils pas forcément en présence de deux infinis?

Vous conviendrez, Monsieur, que ce n'est pas très-logique et que c'est bien le cas de s'écrier: *Credo quia absurdum.*

Et lors même qu'on n'admettrait pas l'infinité de l'Univers, il y aurait toujours quelque chose en dehors de Dieu: Dieu ne serait donc pas infini.

Ensuite, est-il besoin de croire à l'existence d'un Dieu personnel ou à celle d'un Dieu pur esprit, pour expliquer l'harmonie que nous observons dans l'Univers? Est-ce que tout ce qui existe, soit plante, soit animal, n'est pas parfaitement en rapport, puisqu'il en est le résultat, avec les éléments qui lui ont donné naissance et le développent? L'homme, comme tout ce qui existe, ne fait-il pas partie de la nature? Peut-il être en dehors de cette harmonie? Et alors comment pourrait-il concevoir que cette harmonie n'existe pas? L'harmonie, est-ce autre chose qu'un grand fait général, et, par conséquent, qu'une loi naturelle?

Vacherot a bien raison de dire : « L'idée d'un Dieu personnel, quelque épurée qu'on la suppose, n'est toujours qu'une illusion, un rêve, une idole qui peut être chère à l'humanité,

---

(1) « Pour supposer une cause qui a mis la matière en mouvement, il faut supposer qu'elle a pu commencer d'exister; ce qui n'est pas possible. Car si la matière ne peut totalement s'anéantir ou cesser d'exister, comment comprendra-t-on qu'elle ait pu jamais commencer. »

(DIDEROT).

mais que la philosophie ne saurait accepter. Dieu est l'idéal dont le monde est la réalisation. Dieu et le monde ne font qu'un seul et même être; mais cet être a un double aspect: il peut être envisagé comme idéal, et alors il s'appelle Dieu, ou comme réel, et alors il est le monde. » (1).

Il est réellement curieux de voir tant de philosophes, et surtout de théologiens, se disputer, depuis des siècles, sur toutes ces questions sans avoir avancé d'un pas. Et cependant, si l'homme voulait un peu réfléchir ne verrait-il pas :

1° Que ce qu'il appelle Dieu ne peut être autre chose que l'Univers.

L'Univers étant infini, il est naturellement formé d'une infinité de molécules, ou plutôt d'atomes, et chacun de ceux-ci produisant une force attractive qui lui est inhérente, il s'ensuit que leur nombre infini doit nécessairement produire une force infinie, force qui réagit à son tour sur la matière et

---

(1) « Dieu comprend tous les êtres. Dieu et le monde constituent un seul tout, qui ne peut être décomposé que par la pensée. » (MOSHEIM).

Pline avait dit : « Dieu est tout en tout, ou plutôt il est lui-même tout. Il est l'ouvrage de la nature et la nature elle-même. »

Laissons parler Proudhon : « Ce Dieu que tu adores, ô homme ! Ce Dieu que tu as fait bon, juste, tout-puissant, tout sage, immortel et saint, c'est toi-même; cet idéal de perfection est ton image, épurée au miroir de ta conscience. Il n'y a pas d'autre Dieu que celui qui dès l'origine a dit : Moi; il n'y a pas d'autre Dieu que toi. »

Diderot pensait de même : « Tout ce que les hommes, dit-il, appellent en eux des perfections, fut le modèle en petit des perfections divines. »

Concluons donc, avec Laplace, que la croyance à un Dieu maître de l'Univers « est une jolie hypothèse qui explique bien des choses. »

sert à former toutes ces variétés d'êtres, et par là cette harmonie que nous apercevons ;

2° Que l'âme n'est autre chose que la vie, et que si cette âme est plus développée chez l'homme, c'est que chez lui les organes sont plus complexes que chez les autres animaux (1) ;

3° Que l'âme change même suivant l'individu et que l'individu change suivant le milieu où il a pris naissance et se développe. « Donnez-moi, dit un célèbre physiologiste contemporain (Raspail), donnez-moi le climat, je vous donnerai les races ; donnez-moi les influences de la domesticité et du milieu, et je vous donnerai les familles et les individus. »

Et c'est ce qui explique le tempérament, les aptitudes, le langage, les lois et les religions de chaque peuple;

4° Que du minéral à la plante, de la plante à l'animal et de l'animal à l'homme, tout n'est qu'une chaîne de nuances suivies. Pouvons-nous concevoir un animal supérieur sans admettre antérieurement chez lui des modifications successives? Tout ne va-t-il pas du simple au composé (2)?

Sans doute que par le rapprochement (copulation) chaque animal reforme rapidement son type, comme la graine mise en terre reproduit sa plante ; mais il n'est pas moins vrai que,

---

(1) Je crois qu'on ne tardera pas à admettre que l'intelligence est en raison directe de la bonne conformation et du développement proportionnel des hémisphères cérébraux.

(2) En maintenant la fixité de l'espèce, c'est-à-dire son apparition indépendamment des autres espèces inférieures, on est forcé d'admettre qu'il y a eu originairement un germe particulier pour chaque espèce, ce qui est une contradiction des lois de la nature, car celle-ci procède toujours par gradation.

Comment supposer que des cellules élémentaires (il s'en forme,

pas plus les animaux que les plantes, sans excepter l'homme, n'ont été formés tels que spontanément sur notre globe, mais bien insensiblement par une loi progressive (1).

Il est évident qu'il y a eu un moment où la vie n'existait pas sur cette terre ; mais c'est par la cellule élémentaire qu'elle est apparue et non spontanément par des êtres qui, grands ou petits, sont déjà par eux-mêmes très-compliqués. C'est durant le cours de leurs existences, c'est-à-dire de génération en génération, que les êtres se modifient ;

5° Enfin, que la vie, ou la cellule organisée, n'est que le résultat de la combinaison de ce composé quaternaire : car-

---

bien entendu, aujourd'hui comme dans le principe) aient chacune une propension pour former d'emblée un animal et surtout un animal supérieur ? Ces cellules peuvent-elles se modifier autrement que par leurs générations successives ? Et celles-ci ne sont-elles pas en rapport avec les modifications progressives survenues sur cette terre ?

Il est regrettable que des physiologistes sérieux (M. Flourens en tête) passent leur temps à soutenir, par des raisons superficielles, la stabilité de l'espèce ; car alors rien ne s'explique, nous sommes plongés dans les ténèbres, l'esprit est dans la torture. Heureusement que M. Flourens, tout en soutenant un pareil contre-sens, a bien voulu nous prévenir que la paléontologie, ou étude des êtres fossiles, nous démontre l'unité du règne animal, et que « Cuvier niant l'échelle des êtres, Blainville la complétait précisément avec les découvertes de Cuvier. » — *Ontologie naturelle*, 1861, page 6.

(1) « La distinction entre l'homme et le singe est l'écueil, la pierre de touche des anatomistes. » (R. Owen).

Buffon n'a-t-il pas été forcé de convenir que « sans les animaux la nature de l'homme serait encore plus incompréhensible ? »

Il est probable que par la suite et lorsque le centre de l'Afrique sera mieux connu, on trouvera certains individus dont le classement embarrassera plus d'une fois les anthropologistes.

bone, hydrogène, oxygène et azote; combinaison favorisée par une chaleur convenable et qui, avec le temps et par la réunion d'autres substances, formera, par voie de génération, différents êtres suivant les rapports des éléments qui entreront dans leur formation, c'est-à-dire suivant les modifications progressives des milieux où ces êtres se développent (1).

Certainement que, pour développer toutes ces questions capitales, il faudrait un gros volume ; mais on y arriverait, et même assez facilement, car la science est aujourd'hui assez avancée pour que nous puissions baser nos idées sur ces différents sujets, et détruire par là cet échafaudage stupide élevé par l'imagination.

La philosophie appartient maintenant à la science et non à la rhétorique. Que l'on se souvienne bien qu'il n'y a dans la nature que des lois physiques et chimiques, c'est-à-dire mathématiques. S'il en était autrement, il n'y aurait aucune certitude dans les sciences; car celles-ci ne seraient alors que des hypothèses, ce qui n'est pas admissible. Par conséquent, les lois que nous appelons divines n'ont été créées que par notre ignorance et ne sont propagées que par l'hypocrisie et le fanatisme (2).

On va vite aujourd'hui en idées et en faits.

L'homme ne se contente plus de ces divagations qui ont

---

(1) Un peu plus ou un peu moins d'eau ou de carbone, d'oxygène ou d'hydrogène, un peu plus ou un peu moins de sels terreux ou de bases terreuses variant sur une échelle indéfinie, voilà la vie organisée; voilà la variété dans l'unité, l'infini dans le fini, la puissance dans la faiblesse, le visible dans l'invisible, le sentiment dans l'atome. » (Raspail.)

(2) « S'il y a quelque chose de divin dans l'homme, c'est la science et la raison; ce qui est purement humain, c'est l'ignorance, le sentiment, l'imagination. » (B. Barbé.)

tant occupé le moyen-âge. Voyez ce que devient la religion catholique avec ses dogmes et ses *non possumus* (1) !

Je vous le demande, Monsieur, pendant que de jeunes gens, animés du bonheur de leurs frères, passent leur temps à découvrir les secrets de la nature afin de leur donner le bien-être et par là la liberté, n'est-il pas déplorable de voir d'autres hommes occupés à tromper leur prochain, et à vivre à ses dépens en lui faisant croire, qu'à l'aide de quelques prières, ils vont faire changer les lois de la nature pour la plus grande utilité. . . . . de ceux qui les payent! C'est une chose infâme, une honte pour le XIXme siècle.

Il n'est pas étonnant que le clergé ne veuille pas entendre parler de science, car la science tuera le fanatisme (2). Oui, un jour viendra où elle mettra à la porte tous ces systèmes et toutes ces religions qui ont tant fait de mal à l'humanité. Est-ce que la morale, est-ce que l'Evangile ont besoin d'être revêtus de toutes ces fantasmagories et de toutes ces platitudes pour faire le bonheur des hommes? Non, mille fois

---

(1) « Les idées religieuses ont été imaginées par les sages pour le besoin des sociétés, afin de conduire, par ce moyen, ceux que la raison ne peut rappeler au devoir. » (CICÉRON.)

« Quand une fois les croyances religieuses s'ébranlent chez un peuple, il n'y a plus à hésiter, il faut à tout prix le pousser vers les lumières. » (TOCQUEVILLE.)

« Aujourd'hui la théologie disparaît peu à peu devant les sciences naturelles : le temple est remplacé par l'école, l'étude se substitue au culte. » (Le Dr CLAVEL.)

(2) « Le pouvoir despotique craint la pensée et la science, car il sait que tôt ou tard elles enfantent la liberté. De là un système nombreux de prohibition et de censure, pour perpétuer l'ignorance des masses et même des classes élevées. » (LAMENNAIS.)

non ; car, tromper ses semblables, ce n'est pas les rendre heureux, ce n'est pas les aimer. Sous prétexte de faire adorer Dieu, on exploite son prochain. Plus ou moins, voilà, sinon le but, du moins la conséquence de tout système religieux (1).

Ne vaut-il pas mieux passer sa vie à la recherche de la vérité, en souhaitant à tous le même bonheur dont on voudrait jouir (2) ?

Oui, je le sais, Monsieur, tels sont les sentiments qui vous animent. Votre caractère indépendant ne pouvait moins faire que de vous mener tout droit à des idées libérales. Que de fois je l'ai compris dans votre manière de professer, et dans

---

(1) « L'idée moderne, sortie des flancs du Christianisme, devait inévitablement rencontrer et rencontre en effet le Catholicisme pour ennemi. Et cela se comprend : Le Christianisme c'est la liberté humaine, c'est l'égalité des races et des individus, c'est la fraternité des peuples, et nul clergé ne peut accepter ce programme essentiellement chrétien, parce que tout clergé, quel qu'il soit, est une corporation puissante qui a la prétention de diriger les hommes, les peuples, les nations au nom de Dieu, et qui ne peut se développer et prospérer là où les principes évangéliques reçoivent leur application. » (Louis JOURDAN.)

Christianisme signifie donc Révolution, et Révolution signifie amélioration. En effet, la révolution chrétienne détruisit le paganisme comme la révolution païenne avait détruit l'idolâtrie.

Ainsi, en politique et en morale, nous entendons par Révolution l'amélioration physique, intellectuelle et morale de nos semblables, c'est-à-dire la recherche par tous, pour le bonheur de tous, des bienfaits de la nature dont quelques imposteurs voudraient avoir seuls le monopole. Le Christianisme ne dit pas : « Exploitez-vous les uns les autres, mais bien : « Aimez-vous les uns les autres. » Ce qui n'est pas la même chose. Aussi le Christianisme et le Catholicisme sont-ils incompatibles.

(2) « La nature invite l'homme à s'aimer, à se conserver, à augmenter incessamment la somme de son bonheur ; la religion lui ordonne d'aimer

maintes circonstances lorsque j'étais externe à l'hospice de la Charité. Un homme bien organisé tend à voir les choses sans idées préconçues, et fait nécessairement une guerre aux préjugés. De pareils hommes se font admirer, même de leurs ennemis, c'est-à-dire des R. P. Jésuites en robes courtes et longues.

Il est réellement regrettable qu'il y ait à L.... tant de médecins qui jouissent d'une réputation d'ailleurs justifiée et qui n'aient pas le courage de professer ce que la science doit leur avoir appris.

Vous, et M. B....., vous avez échappé à cet écueil, et cette franchise qui vous caractérise et qui est le résultat d'études

---

uniquement un Dieu redoutable, de se détester lui-même, de sacrifier à son idole effrayante les plaisirs les plus doux de son cœur. La nature dit à l'homme de consulter sa raison; la religion lui dit que cette raison est un guide infidèle. La nature lui dit de chercher la vérité; la religion de la craindre et de ne rien examiner. La nature dit à l'homme d'être sociable, d'aimer ses semblables; la religion lui dit de fuir la société, de se détacher des créatures. La nature dit à l'époux d'être tendre; la religion lui fait regarder le mariage comme un état de souillure et d'imperfection. La nature dit au pervers de fuir son penchant honteux, qui influerait sur sa félicité; la religion, en lui défendant le crime, lui en promet l'expiation, en s'humiliant aux pieds de ses ministres, par des sacrifices, des offrandes, des pratiques et des prières. » (Diderot).

Diderot a voulu probablement parler de la religion catholique.

« Je soutiens que le bien porte avec lui sa récompense et le mal son châtiment.....Il serait trop malheureux que la morale n'eût d'autre sanction que les dogmes du Tartare et de l'Elisée; car, dès que ces rêves de l'imagination seraient évanouis, la société tomberait dans le chaos. » (Le Dr Bertrand de Saint-Germain.)

« Celui qui n'a de vertu privée, de fidélité aux engagements, de dévouement à la patrie, que par crainte de Dieu et peur du bourreau, loin d'être un saint est un scélérat. » (Proudhon.)

sérieuses et indépendantes, vous a définitivement placés tous les deux, non seulement au premier rang, mais bien au-dessus des autres chirurgiens de cette ville.

Il faut avoir passé sa jeunesse auprès des Jésuites, ou autre corporation soi-disant religieuse, pour bien apprécier plus tard le bonheur qu'éprouve un jeune homme qui cherche la vérité, lorsqu'un écrit favorable au progrès tombe entre ses mains. Ce bonheur, je viens de le goûter en lisant votre brochure. Ne soyez donc pas étonné, Monsieur, si je viens aujourd'hui vous en remercier, en vous épanchant un instant mon cœur; c'est pour moi une consolation!

Mais si j'ai eu longtemps à combattre ces préjugés que les prêtres aiment tant à enseigner à la jeunesse, aujourd'hui j'ai le bonheur de croire que je suis resté vainqueur; et les félicitations, je dirai même la sympathie que mes premiers et faibles écrits ont pu inspirer à quelques écrivains, les plus recommandables de notre époque, sont loin de me faire penser le contraire. Aussi, depuis quelque temps, il me semble que je vis, que je m'appartiens, enfin je me sens homme.

Je voudrais, Monsieur, vous prier de m'excuser de vous avoir, par la lecture de cette lettre, dérobé sans doute un temps précieux; j'ai même, jusqu'au dernier moment, hésité à vous la faire parvenir; mais je connais trop vos sentiments généreux pour ne pas espérer que vous voudrez bien prendre pour agréable cette marque d'affection que vous témoigne votre plus dévoué élève.

M. M.

www.ingramcontent.com/pod-product-compliance
Ingram Content Group UK Ltd.
Pitfield, Milton Keynes, MK11 3LW, UK
UKHW021151230726
13926UKWH00001B/40